お母さん、お父さん どうしたのかな？

〈こころの病気を抱える親をもつ子ども〉のハンドブック

トゥッティ・ソランタウス 著
アントニア・リングボム イラスト
上野里絵 訳

東京大学出版会

目次

はじめに	1
こころの病気ってどんなもの？	3
感情の障害	4
行動の障害	6
思考の障害	7
なぜ、こころの病気になるの？	8
私（僕）もいつか同じ病気になるのかな？	9
もしかして、もうこころの病気になっているかも？	10
こころの病気ってどうやって治すの？	14
薬物療法って何？	15
自分の意志に反して入院するときもあるの？	18
こころの病気はよくなるの？	20
お母さん、お父さんのためにできることはある？	22
家族と友だちに与える影響	24
家事はどうすればいいの？	25
私（僕）の趣味はどうなっちゃうの？友だちはどうなっちゃうの？	28
家庭内で暴力の恐れはある？	30
誤解	32
お父さんはもう私（僕）のことを思ってくれてないの？お母さんは私（僕）を好きじゃないの？	32
お母さん、お父さんの病気は私（僕）のせい？	34
子どもの気持ち	36
お母さん、お父さんが心配ですか？	36
つらい思いをしていませんか？	40
お母さん、お父さんは奇妙な行動をしていませんか？	42
自分の人生を大切にしましょう	44
サポートについて話そう	47
だれに話せる？	51
お母さん、お父さんとどんなふうに話し始めたらいい？	52
最後に	54
ありがとう！	56
日本のみなさんへ　　トゥッティ・ソランタウス	57
訳者解説　　　　　　　　　　　上野里絵	59
日本の相談サポート情報——ひとりで悩まず、相談して！　上野里絵	61

はじめに

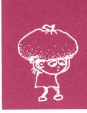

お母さんかお父さんが、または両親ともがこころの病気になると、
家のなかのたくさんのことが変わってしまうでしょう。
こころの病気になった親は、病気になる前のような日常生活を
送れないかもしれません。神経が張りつめてイライラしていると、
すぐに怒ったり、ひどいことを言ったりするかもしれません。
あるいは、とても疲れていて、ほとんど話さないかもしれません。
不思議な行動をしたり、変なことを言ったりすることもあるでしょう。
お母さんとお父さんが言い争うこともしばしばあるでしょう。
そんなとき、あなたは戸惑い、一体何が起きているのか、
何をしたらいいのか、まったくわからなくなってしまう。
それは無理もないことです。

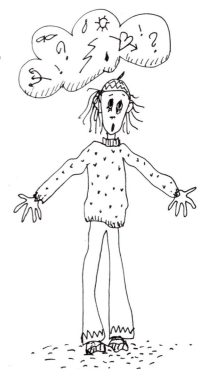

この本は、こころの病気について説明し、
あなたが疑問に思っているかもしれないことに
答えようとしています。わかりにくいところがあったら、
お母さんやお父さんに手伝ってもらいながら読みましょう。
この本は、年齢の高い子ども向けに書かれていますので、
あなたが12歳以下だったら、
お母さんやお父さんと一緒に読みましょう。

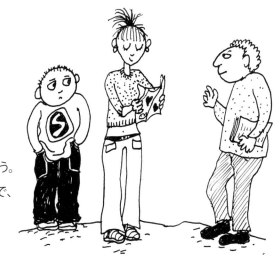

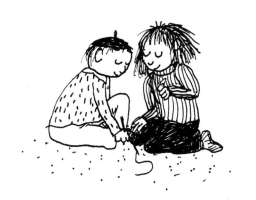

この本では、話をわかりやすくするために、
どの年代でもすべて「子ども」と書いています。
そのなかには青年期の子どもも入っています。
年齢に関係なく、あなたは親から見れば
いつだって子どもですから。

こころの病気ってどんなもの？

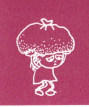

病気になったことがない人なんていませんよね。病気のときは体のどこかがうまく働きません。
のどが痛いとき、ものが飲み込みにくくなります。お腹が痛いとき、食べようとすると
吐いてしまいます。こころが病気になると、こころは混乱し、きちんと働かないのです。

こころがきちんと働いていると、私たちは自然に考えたり、感じたり、行動できます。
しかし、こころがきちんと働いていないと、感情、思考、行動に混乱が生じることがあるのです。

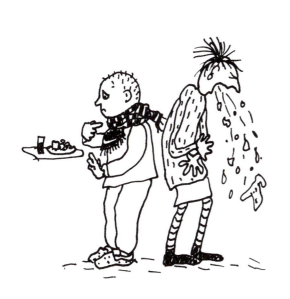
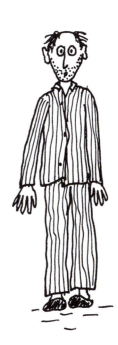

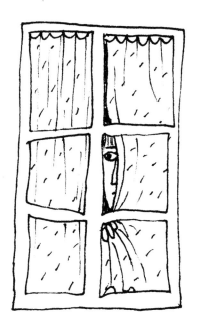

感情の障害

感情面に障害をきたすと、ある感情が
他の感情よりも強くなり、こころはその強くなった
感情に左右されてしまいます。そうすると、
強い恐怖を感じたり、すごく臆病(おくびょう)になったり、
落ちこんだり、憂うつになったり、
またはイライラしたり、怒りを感じたり
するかもしれません。不安がある人は
たとえ小さなことにも恐怖を感じ、
落ちこんでいる人は物事の悪い面だけを
見るようになってしまうでしょう。
イライラしやすい人にとっては、
目に入るものすべてが怒りの原因に
なってしまうかもしれません。

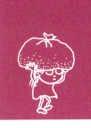

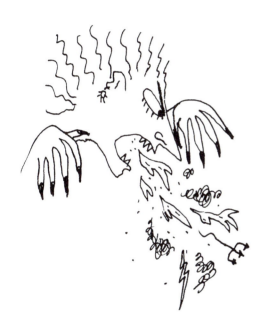

医学の分野では、病気ごとに
病名がつけられています。感情の部分に生じる
病気は感情の障害と呼ばれ、もっとも強く表れる
感情によって、一つ一つの病気の名まえが
異なります。このようにして、恐怖症、不安障害、
うつ病といった病名がつけられているのです。
パニック障害は、感情の障害の仲間の一つです。
パニック障害の人は、不安や恐怖
または緊張感といった感情が突然高まって、
自分ではそれを抑え切れなくなってしまうのです。

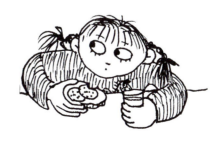

行動の障害

いつものこころの状態に障害をきたすと、行動はとても遅くなり、感覚は麻痺してしまう可能性があります。話すことさえしなくなってしまうかもしれません。反対にとても活動的になって、ずっと話しているかもしれません。医学の分野では、人が四六時中たくさんのエネルギーにあふれている場合、それを躁状態と呼んでいます。食べることにも障害がでるときがあります。摂食障害と呼ばれている病気の場合、人は食べ過ぎたり、逆にほとんど食べなくなったりします。

ある特定の行動に、完全にとりつかれてしまうこともあります。そうするとその人は、ある事柄を繰り返し行わなければならないと思ってしまうのです。たとえば、しょっちゅう手を洗ったり、何度も電気のスイッチを確認したり、ドアの縦枠を触ったりします。他の人は、このような行動をまったく理解できません。けれども、思考に障害をきたすと、ドアを支えている柱を触らなかったら、何か悪いことが起きるかもしれないと思ってしまうのです。その行動を止めたいと思っても、自分で止めることがほとんどできないのです。こうなると、まさに恐怖と苦痛です。この病気は、強迫性障害と呼ばれています。

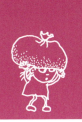

思考の障害

思考に障害をきたすと、その人の考え方や体験がとても奇妙なものになることがあります。
その人は、自分の奇妙な考え方や体験にずっととりつかれてしまいます。
たとえば、ある人は、自分の考えは宇宙から指令を受けていると考え、またある人は、
近所の人が自分に有害な電波や光線を送っていると考えるでしょう。実在しない物を見たり
聞いたり、実在しない人と話し始める人もいます。このような体験は、幻覚と呼ばれています。

日常の事柄を歪めて理解している人もいます。
その人は、床に置いてある靴をこれから起きる事故のサインだと
考えるかもしれません。思考が歪んでしまうと、その人は、
自分が危険にさらされているとか、後をつけられているとか、
または窓から見られていると考えてしまいます。
このような病気は、精神病性障害と呼ばれています。
思考の障害は、それを経験している本人にとっても、
その家族にとっても、しばしば恐怖を感じさせます。
家族がこれを病気の一種だと知らない場合、
特にそうなりやすいのです。

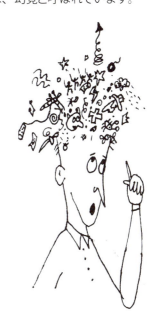

なぜ、こころの病気になるの？

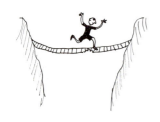

こころの病気の原因は、まだよく解明されておらず、
なぜこころの病気になる人がいるのか説明することはできません。
こころの病気の原因がたった一つだけということはほとんどなく、
たいてい、多くの原因が関わっています。怖い体験、大変な生活状況、
大切な人を失うといった出来事は原因としてよくあるものです。
働きすぎてすり切れてしまうこともあるでしょう。そのような人は
エネルギーが消耗し、こころがもはやうまく働かないのです。

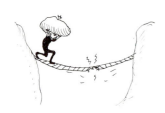

人生の早い時期にあった困難な体験も、こころの病気に影響します。
その体験は、こころの痛みであり、こころに残る傷跡のようなものです。
その後の人生で、再び困難な体験をしたとき、こころに残ったその傷跡
が痛むかもしれません。

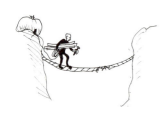

家族のなかにこころの病気になっている人が多いと、
この病気になる危険が他の人に比べて高くなることがわかっています。
でも、これはちょっとした傷跡のようなもので、痛くなる可能性が
他の人より少し高くなるというだけです。ただ、自分の痛くなるところを
知っているのはよいことです。なぜならば、自分の痛くなるところを
知っていれば、問題がどうしようもなく大きくなる前に、
助けを求めることができるからです。

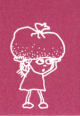

私(僕)もいつか同じ病気になるのかな?

こころの病気を抱える親の子どもは、大人になると
自分も同じような病気になるのではないかと思いがちです。
こころの病気は珍しい病気ではありません。
そのため、だれもが人生のどこかでこころを病む可能性があります。
しかし、あなたの親が病気だからといって、
あなたも同じ病気になるわけではありません。
親がこころの病気になった家族をみてみると、
その子どもたちの多くは困難をのりこえています。
あなたの親が病気になったのは、
人生のなかでいろんなことがあったからです。
あなたの人生は、親とまったく同じですか?
もちろん違います。そうです、あなたの出発点は
親とはまったく違うのです。

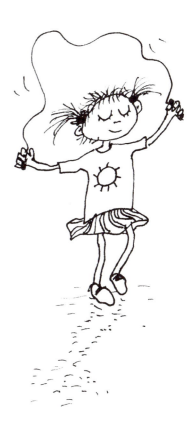

もしかして、もうこころの病気になっているかも?

多くの子どもは、親と同じようなこころの状態に
自分もなっているのではないかと自問したり、
そんな状態のなかに自分もいると気づいたりします。
でも、気分が落ちこんだり、不安になったり、
眠れなくなったり、物事がうまくいかなかったりすることは、
だれにでもあります。それが人生です。
病気や障害がある状態とは、他のことができなくなる状態、
もしくは日常生活をふつうに過ごすことが
大変になってきた状態だけを指すのです。

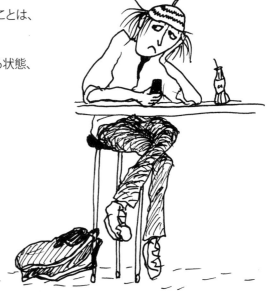

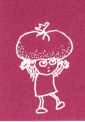

けれども、あなたにとって家での生活は
とても大変で、疲れてしまうかもしれませんね。
お母さん、お父さんだけでなく、家族みんなのことまで
心配になり、眠れなくなっていませんか？
学校のことや他のさまざまなことに集中できなく
なっていませんか？　または、以前より学校の成績が
振るわなくなっているかもしれませんね。
いつも悲しくて、不安や恐怖を感じていませんか？
きちんと食べていますか？
体重は減ってきていませんか？
幸せですか？　元気がありますか？
それとも、人生はつまらなく、
うんざりだと思っていませんか？
もしつまらなく、うんざりだと思っていたら、
たぶん、あなたがとても疲れていて、
大きなプレッシャーを感じているからです。
もしかすると、あなたにはサポートが
必要なのかもしれません。

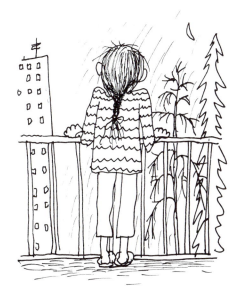

お母さん、お父さんと話してみましょう。学校の先生や保健室の先生、
スクールカウンセラーと話してみるのもいいでしょう。
他にも、24時間子供SOSダイヤルやチャイルドラインなどに電話をかけて
悩みを話すこともできます。その人たちに家のことや心配ごとをなんでも話してみましょう。
この本を見せて、これはあなた自身のことであると話してみてもいいでしょう。

もしかすると、お母さん、お父さんから家の問題を他の人に話さないように
言われていませんか？　これはよくあることです。こころの病気であることを
他の人がどう思うのか、不安に感じている親もいるからです。
けれども、子どもや大人を問わず、だれもが医療や福祉の場などで働く人に
悩んでいることをなんでも話して、サポートしてもらっていいのです。
あなたが悩みを話し、サポートしてもらうことが、
あなたにとってどれほど大切であったかをあなたの親も後になってわかってくれるでしょう。

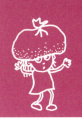
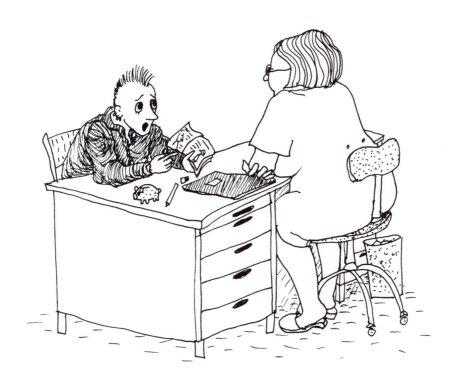

こころの病気ってどうやって治すの？

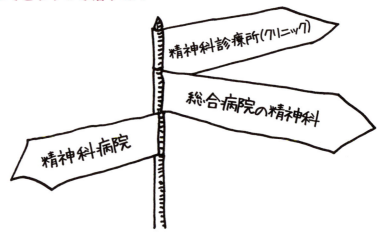

他の病気と同じように、こころの病気も治療することができます。治療は精神科診療所（クリニック）、総合病院の精神科、精神科病院などで受けることができます。入院治療が必要な場合もあります。デイケアは、朝に病院に行って、夕方に家に帰るといった通院治療のことです。

お母さんやお父さんがどのような治療を受けているか、まだ知らなければ聞いてみましょう。
お医者さんやこころの専門家と話をするために病院に行っている、と話してくれるかもしれません。
お医者さんやこころの専門家は、生活のことについて一緒に話し合い、もっと生活しやすくするためにどうしたらよいかを考えてくれているはずです。精神療法（せいしんりょうほう）とは、お医者さんやこころの専門家と話すことを通して、病気を治していく治療法の一つです。このような治療をしている間、あなたのお母さんやお父さんは定期的にお医者さんやこころの専門家と会っています。
治療は同じ病気をもつ人のグループで行われることもあり、みんなで一緒に解決策を考えたりします。

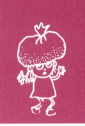

薬物療法って何?

こころの病気の薬には、いろいろな種類があります。こころのなかを埋めつくした感情を
コントロールし、また強迫的(やめられない)行動を取りのぞくのを助ける薬もあります。
よく眠れるようにするための薬もあります。こころのバランスを整えて、奇妙な考えが
出てこないようにする薬や、現実と現実でないものを区別できるようにしてくれる薬もあります。

薬を怖がる人もいます。これはたいてい、病気や薬の知識がないためです。
病気にきく薬があるのなら、飲む方がよいですよね。心臓病や糖尿病のような病気を
薬で治療するべきではない、と主張する人はだれもいないはずです。

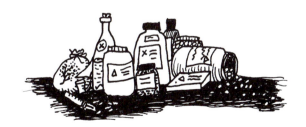

お医者さんから飲むように言われた薬を、きちんと飲まない人もいます。
あなたの親も同じかもしれません。あなたは、親の薬の世話を始めてはいませんか？
これは大変な仕事なので、あなたに大きな負担がかかってしまう可能性があります。

16 このような状況の場合、親の薬の世話はできないこと、それがとても負担になってしまうことを
伝えましょう。もしかすると親はあなたの立場から、このことを考えたことがないのかもしれません。
あなたの言うことを聞いてくれないときは、もう一方の親や家族以外の人に相談しましょう。
親の薬の世話は、どの年齢の子どもにとっても荷が重すぎますから。

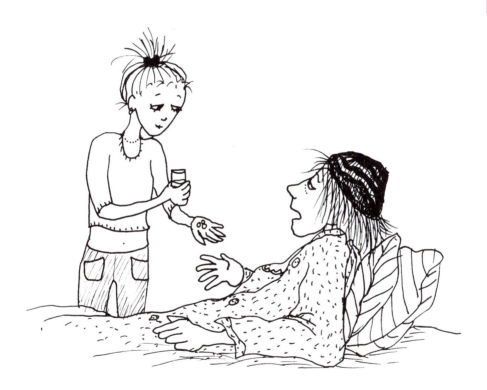

自分の意志に反して入院するときもあるの?

人の思考が完全に歪んでしまうと、その人は、現実を現実として感じる能力をほとんど失ってしまうと
言われています。医学の分野では、このような症状があると妄想性障害や統合失調症という
病名がつけられています。このような状態の人は、たとえ本人が拒否したとしても、
病院に連れて行かなければならないときがあります。自分を傷つける危険がとても高いときは、
その人が病院に行くことをいやがっても、救急車や警察の助けを借りて病院に連れて行かなければ
なりません。親がこういった形で入院すると、子どもはつらいに決まっています。
一体何が起きているか、本当のことを知らない場合はなおさらです。

現実を現実として感じる能力を失っている状態とは、だれかに追いかけられている悪夢をみている
状態と考えると理解しやすいでしょう。想像してみてください。現実だと本当にあなたが
信じていることが、他の人には現実でないのです。他の人たちが奇妙に思うことを話し始めたり、
やり始めたりします。あなたは怖くて、たとえどんな代償を払っても逃げ出そうとするでしょう。
するとお医者さんが来て、「治療が必要です」と言うのです!
あなたをおびやかしている危険をだれも真剣に受け止めてくれないので、
あなたはムカムカして怒っています。あなたを追いかけている人と
お医者さんが手を組んでいるのではないか、と思うかもしれません。
だから、あなたを治療しようとする人たちと必死に戦おうとするでしょう。
けれども、後になって夢を信じていたと気づいたとき、
お医者さんや医療の場で働く人たちは、あなたがこれ以上ばかげたことを
しないように守ってくれていたのだとわかり、感謝するでしょう。

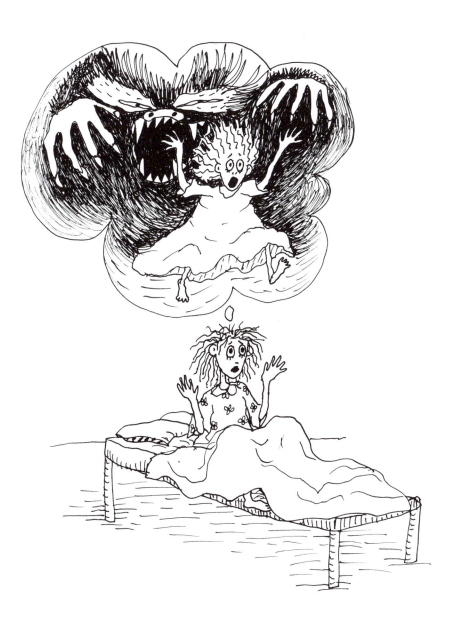
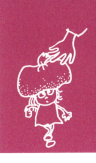

こころの病気はよくなるの？

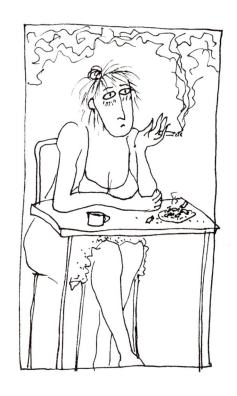

ほとんどの人はこころの病気から
回復しています。体の病気より回復に
時間がかかることはしばしばあり、
回復途中の症状は、よくなったり
悪くなったりします。こころの病気は、
順調に回復していくときもあれば、
後戻りするときもあるのです。後戻りすると、
「もう一度最初からやり直しなのか」という
強い気持ちがわきあがってきて、
受け入れにくいこともあります。
しかし、後戻りは回復過程に起こる
ごくふつうのことなのです。

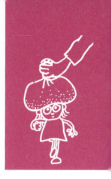

こころの病気の回復過程は、腰痛(ようつう)の回復過程にたとえられます。最初は、腰がとても痛くて動き回ることが大変です。痛みがやわらぐにつれて、動くことがだんだん楽になります。ところが、ある日、再び腰に痛みを感じ、また腰がこわばってしまいます。最終的に腰はよくなりますが、運動をしたりして、腰がよい状態でいられるように気をつけていかなければなりません。同じように、あなたの親も長い間、治療を受け続け、たとえば仕事をし過ぎないようにするなど、生活を少し変える必要があるかもしれないのです。

こころの病気は、長い間続くことがあり、一生続くこともあるでしょう。いったんよくなっても、その後ずっとしてから再発するような場合もあります。こころの病気になっている人と家族みんなが、病気について知ることが重要です。そうすると、親が病気になったとき、家族はうまく対処できるでしょう。

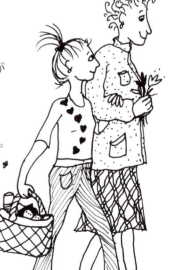

お母さん、お父さんのためにできることはある?

もちろん、あります。一番大事なのは、病気に関係なく、あなたにとってお母さん、お父さんは大切な人であると伝えることでしょう。優しく接して、愛情や思いやりを表すこともできます。コーヒーを入れたり、お花を摘んできたり、「友だちに電話をしてみたら」と勧めることもできるでしょう。

お母さん、お父さんを支えて、楽にしてあげようとしたとき、とても喜んでくれるときもあれば、あなたの努力が無視されたり、入れたコーヒーや摘んだお花を欲しくないと言われたりするときもあったかもしれませんね。こういった態度は、あなたの気持ちを傷つけ、「何をしても無駄なの?」と不安にさせてしまうでしょう。お母さん、お父さんが冷たく見えて、何をしても喜んでもらえないときは、あなたのせいではなく、病気のせいなのだと覚えておいてください。

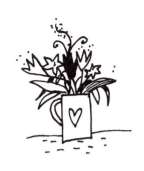
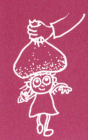
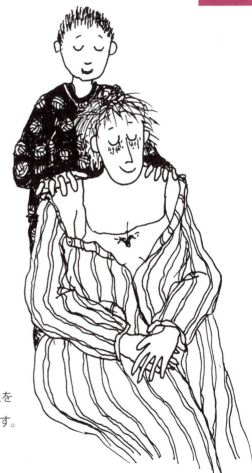

お花を花瓶にさしたら、さあ、自分のことをしましょう。
自分ができることをすればよいのです。
お母さん、お父さんも後でお花に気づいてくれるでしょう。
悲しくなって、気持ちを楽にしたいときは、
もう一方の親や頼れる大人に何があったかを話して
みてください。お花で喜んでほしかったという
あなたの気持ちを、後からお母さんかお父さんに
話してみてもいいでしょう。

子どもは、自分がたくさんよいことをすれば、
親はよくなって前と同じようになるのではと考える
ときがあります。しかし、子どもがどんなに頑張っても、
親の問題を解決することはできないのです。
親には治療が必要なのです。けれども、心配していることを
いろんな方法でお母さんやお父さんに伝えることはできます。
これこそが重要なのです。他は何もしなくていいのです。

家族と友だちに与える影響

こころの病気は、人との付き合いを難しくします。
この点が体の病気と大きく違うところです。
足の骨を折ったら歩けませんが、骨折前の
自分のままで、人と付き合うことができます。
けれども、こころの病気は
人との付き合いに影響します。
このため、こころの病気は生活や
人間関係を大きく左右してしまうのです。

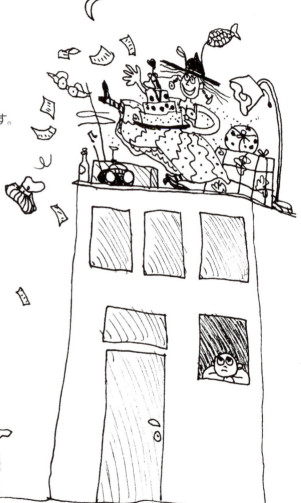

家事はどうすればいいの？

家事が手つかずのため、お皿は山積みで、洗濯物は洗濯カゴからあふれ、
ホコリは部屋の角にたまっていないでしょうか。親はご飯さえも作ってくれないでしょうか。
代わりに、あなたやきょうだいが家事をしているかもしれませんね。

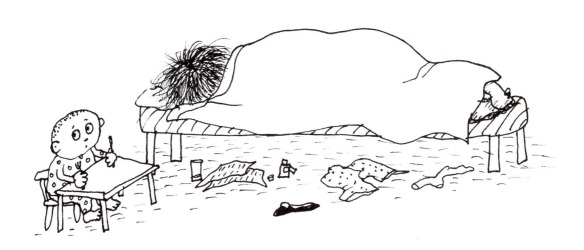

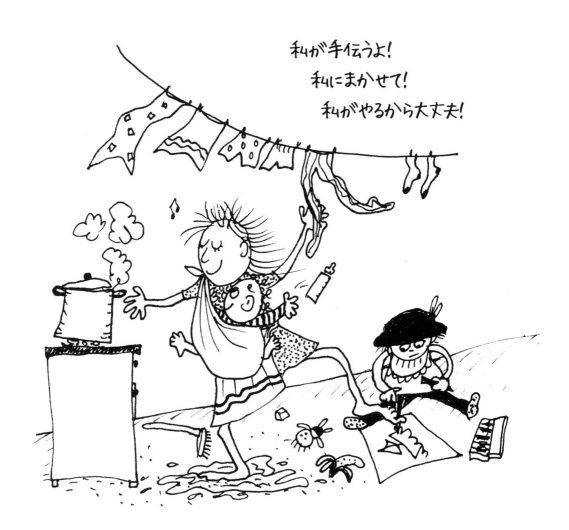

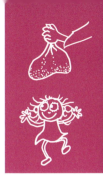

家事を手伝って、自分でできることを少しでもやろうとするのはいいことです。
だけど、家事や年下のきょうだいの世話が、ある一人の子どもの責任になると、
その子どもは自分のやりたいことをしたり、友だちと遊んだりできなくなって
しまいます。こんなことがあなたの家で起きていませんか？
これは年齢に関係なく、子どもにとってはとてもつらいことなのです。

親がすごく疲れていて、家事ができず、だれかが料理や洗濯、
掃除をしなければならないとき、どうしたらいいのでしょうか？
このことを家で話してみましょう。あなたやきょうだいが重荷を背負わずに、
どのように家事を行えるか、みんなで考えましょう。
日常生活をサポートしてくれるサービスについて、あなたが住んでいる
市区町村の子育てに関する相談窓口や親が治療を受けているところ
あるいは親戚に相談してもいいでしょう。家族が家事を行ってくれる人を
雇うこともあります。このことを話しづらいときは、このページを親に見せて、
自分の家族にも同じ状況が起こっていると伝えてみましょう。

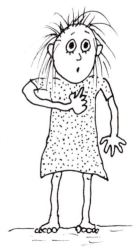

私（僕）の趣味はどうなっちゃうの？　友だちはどうなっちゃうの？

友だちと会えなかったり、楽しいことをやめたりするくらい、家での生活は大変かもしれませんね。
ひょっとしたら、親の体調がよくないので、友だちを家に呼びたくないのでしょうか。
それとも、家でのあらゆることがとてもつらく悲しいので、自分が楽しむことは親を
がっかりさせてしまいそうと、なんとなく後ろめたい気持ちになっていませんか。
親を家に一人にしてしまうことを不安に思っているかもしれませんね。
もしくは、趣味や遊びに連れて行ってくれる人がだれもいないのでしょうか。

子どもにとって、友だち、趣味、遊びは食事や休息のようなもので、すごく大事なことです。
あなたを趣味や遊びに連れて行ってくれる近所の人や友だちの親はいますか？
親を家に一人にするのが心配で、楽しむことは後ろめたいと思っているなら、
それを親と一緒に話した方がよいでしょう。親を誤解しているかもしれません。
ほとんどの親は、子どもが趣味や遊びをしなくなったことがわかると心配するものです。

親の身に起こっていることや、いつも家に呼べないわけを友だちに話すことはできますか？
話せると、友だち付き合いが楽になり、友だちの家に行きやすくなるでしょう。
最初は話しづらいかもしれませんね。けれども、友だちは意外とあなたをわかってくれるでしょう。

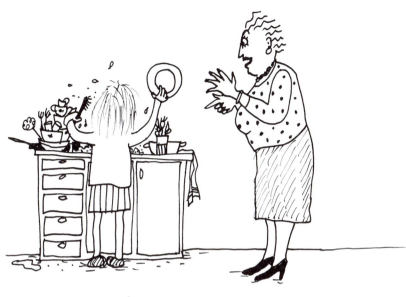
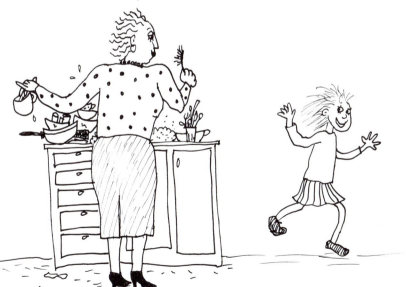
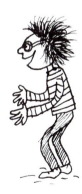

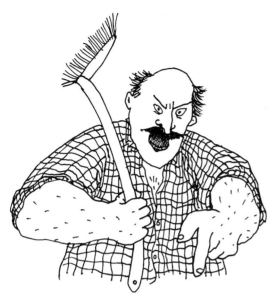

家庭内で暴力の恐れはある?

こころの病気のなかには、人をとても不機嫌にさせ、怒ると自分自身をコントロールできなくなるものがあります。もし親がそうだとすると、威嚇(いかく)的になり、暴力的になって、最後にはもう一方の親、あなたやきょうだいを身体的に傷つけてしまうかもしれません。これは身体的暴力です。

親が家族のなかの一人に、不適切な関わりをしだす場合があります。子どものなかの一人をたえず叱ったり、その子が傷つくことを言ったり、何かひどいことさえするかもしれません。そんな親にとって、その子のすることはすべて間違っているのです。その子はどこにいても、何をしても責められ、いつも罰せられます。たとえば、みんなが楽しんでいるとき、いつもそこに入らせてもらえないなどです。これは心理的暴力です。

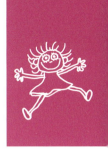

身体的および心理的暴力は、子どもにも大人にも必ず害をもたらします。
暴力はつねに悪しきことです。家族にそういったことがあると気づいたときは、
すぐに学校の先生や保健室の先生、頼れる大人に話しましょう。
児童相談所、24時間子供SOSダイヤルなどにも相談できます。
この状況は、できるだけ早く変えなければなりません。
あなたやきょうだいは心身ともに安全だと感じるべきで、
こころの病気になっている親もまた助けが必要なのです。

親は家のことを他の人には言わないようにと話している
かもしれませんが、これは逆らわなければならない
状況の一つです。親はすぐには理解できないかもしれませんが、
その状況への対処がなされ、親が家族のだれかを
傷つけないようになることは、親のためにもかえってよいのです。

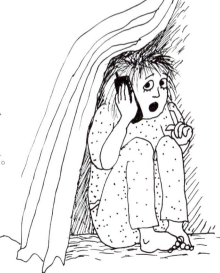

誤解

お父さんはもう私(僕)のことを思ってくれてないの？
お母さんは私(僕)を好きじゃないの？

こころの病気は、たくさんの誤解を生みます。誤解は日常のささいな出来事から生じることもあります。想像してみてください。ある日、あなたが家に帰って来て「ただいま！」と言っても、だれの返事もありません。そして、お父さんが自分の部屋に入って、ドアを閉めるのが見えます。あなたは悲しくなるでしょう。「お父さんは、私(僕)が家に帰ってきたのがいやなのかな？お父さんは、もう私(僕)のことが好きじゃないのかな？」と思ってしまうかもしれません。だけど、お父さんはうつ病で、うつ病の人は周りの人とうまくやれないときがあると知っていたら、あなたは自分にこう言うはずです。「お父さんはうつ病だから、今日は気分がよくないんだ」これはあなたのせいではなく、お父さんの病気のせいであることは明らかです。お父さんの行動は、あなたがどうであったか、お父さんがあなたをどれくらい好きであるかとは無関係だったのです。

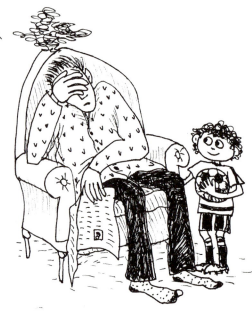

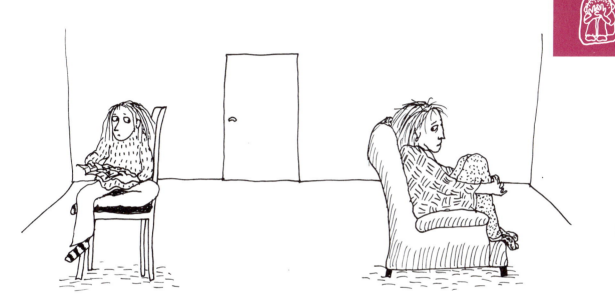

誤解の一つとして、子どもと親の両方がお互いを気にかけていないと思いこんでいることがあります。この場合、子どもは親の目につかないように、自分の部屋にひきこもってしまうかもしれません。すると親は、子どもは自分を好きになってくれるはずがないと思い、自分もひきこもってしまうかもしれません。そうやって、子どもと親がお互いを誤解したまま、それぞれ自分だけの居場所に座っている状況になります。これを解決する唯一の方法は、思っていることを話し合うということです。

お母さん、お父さんの病気は私(僕)のせい?

ほとんどの子どもが、親の病気は自分に原因があると
あれこれ考えています。あなたもそう考えていませんか?
あなたが困らせて、がっかりさせてしまったのが原因で
親が怒り、泣き出し、別の部屋に行ってしまったことが
あったかもしれません。あるいは、親が自分の不幸を
あなたのせいにしたことさえあるかもしれません。
もしそうだとしたら、あなたが自分を責めるのも
無理もないでしょう。

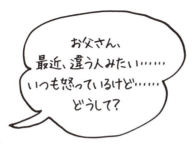

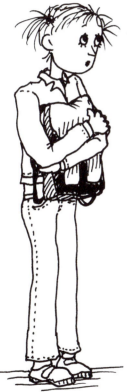

もしかしたら、親を困らせたのは本当かもしれませんが、
そういったことはどの家族にもあります。それは日常生活の一部で、
こころの病気を引き起こすわけではありません。親は病気のせいで
落ちこんでいるのであって、あなたのしたことが原因ではないのです。
親が子どもを責めたことがあったとしたら、その親は病気が
自身に及ぼす影響をわかっていない可能性があります。

親の病気、そしてそれが親の行動に影響することを理解すると、
あなたの誤解は解けるでしょう。悩みごとがあったら、
親に聞いてみましょう。親はそのことに気づいていないかもしれず、
あなたにとって何を意味するかを理解していないかもしれません。

子どもの気持ち

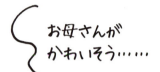

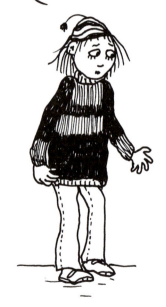

お母さん、お父さんが心配ですか？

こころの病気になると、つらいことがたくさんあります。
うつ病になっている親は、暗い穴のなかにいる感じがするとか、
こころに穴が空いているとかいうように、自分の気持ちを
話すときがあります。眠り虫にとらわれてしまったと
話す親もいれば、泣き虫にとらわれてしまったと話す親もいるでしょう。
不安になると、安全な場所はどこにもないと感じます。
考えが歪んでしまうと怖いものです。なぜならば、何が現実で
何が現実でないか、そして次に何が起こるかがわからないからです。

親が幸せでないと、子どもは悲しくなります。あなたの感じている
ことや心配していることをお母さんやお父さんに話してみましょう。
自分の気持ちを話すと親に迷惑をかけるだけだと思い、子どもは
ためらってしまうものですが、そんなことはほとんどありません。
喜びは共有すると二倍になり、悲しみは共有すると
半分になるということを覚えておいてください。

お母さんのとても具合の悪い様子を見るのはつらい……。
こころ♡がしめつけられて、ちっちゃなボールになってしまったみたい。
お母さんのそばに、ずっといたいときもあれば、
できるだけさけていたいときもある……。私にできることは何もない……。
できるのは、夜、ベッドで泣くくらい……。

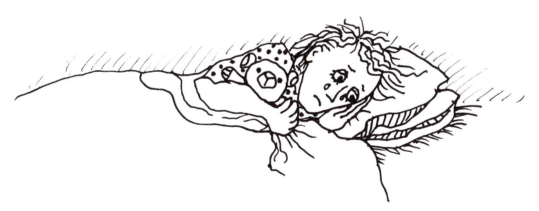

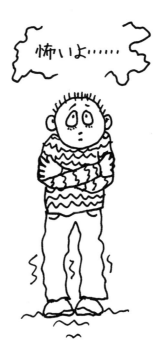

家のなかのことが、いろいろな意味で怖いかもしれません。
親の身に何が起きているのか、親がよくなるのかどうか、はっきりわからないのです。
両親の間にはピリピリした雰囲気があるかもしれません。
そんな場合は、離婚してしまうのではないかと不安になります。
親が十分に働けるほど体調がよくなければ、家計のやりくりが大変ではないでしょうか。

子どもによくある大きな心配ごとは、親が自身を傷つけるのではないかということです。
特に親がうつ病の場合、多くの子どもはそれを心配します。恐ろしいことが起こりそうな気がすると、
親を一人にしておきたくないので、学校に行かないこともあるでしょう。大変なときは、
夜中に親がゆっくりと寝ているかどうかを確かめようと、目をさましてしまうかもしれません。

こういった心配があるときは、
親に話しましょう。
話し合ってみると、
心配しなくていいと
わかるでしょう。
自分自身を傷つける考えが
たまに浮かんだとしても、
実際そんなことを
するつもりはないと
わかるかもしれません。
親は自分を傷つける
危険を避けるため、
たとえば、
自分を治療している人に
連絡できるようにしている
ことを教えてくれる
かもしれません。

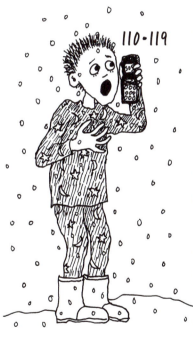

もし親が自殺を考えたり
計画したりしたことがあるけれど、
だれにも助けてもらおうとはして
いない、と話したとすると深刻です。
親が自分の身を守れない状況に
なっているのです。このときは助けを
求めましょう。もう一方の親か、
だれか大人に話しましょう。
緊急のときは110番か119番に
電話をして、大変な状況を伝えましょう。
親はあなたに電話をしないように
言うかもしれませんが、そのときは
自分の判断を信じることが必要です。
どうしても理由があるときをのぞいて、
電話することを恐れないでください。
電話で答えてくれる人は親の状況を
判断し、何をすべきかを決めてくれます。

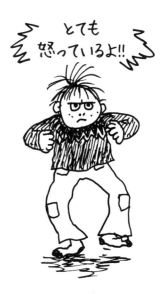

つらい思いをしていませんか?

子どももつらい思いや、押しころした怒りをもち続けていることがよくあります。
親はいつもうんざりした様子で、不公平で無理な要求をしてきたり、何かにつけて文句を言ったりしています。お誕生日会を開いてくれるとか、映画に連れて行ってくれるとか約束してくれるかもしれません。また、友だちを家に呼んでもいいよ、と言ってくれるかもしれません。ところが、突然すべての
約束を破ったりします。一番いやなのは、これがいつ起きるか、まったくわからないことです。

手洗いやドアの縦枠を触るといった、親が自分で行っている強迫的な行動をあなたにも繰り返すように
要求することがあるかもしれません。あなたの友だちや近所の人について、奇妙なことを
言うかもしれません。しまいには、親と口論になり、何を信じていいかわからなくなってしまうでしょう。
こういった状況のせいで、あなたは怖くなったり、落ちこんでしまうかもしれません。
とても腹が立ったり、自分にできることは何もないと思うかもしれませんし、
くたくたになってしまうかもしれません。

病気の親に腹を立てにくいのは、あたりまえです。
親に腹を立てると、罪悪感を抱いてしまうかもしれません。
だけど、親が繰り返し約束を破ることや、いつも不満げであることが、どれほどあなたを
悲しませているかを、落ち着いているときに親に話してみてはどうでしょう。
対処方法が見つかるかもしれません。たとえ解決策が見つからなくても、
話し合いが役に立つことがあります。親は自身の行動が、あなたにとってどういう意味をもつのか、
わかっていなかったのかもしれませんから。

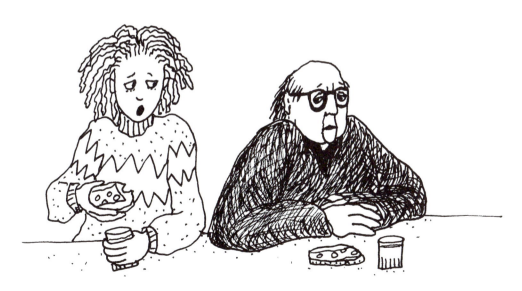

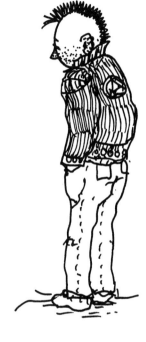

お母さん、お父さんは奇妙な行動をしていませんか？

親と一緒に外出したとき、じろじろと見られるようなことはありませんか？
こころの病気になっている人は、ときおり奇妙な行動をしたり、
独り言を言ったり、変な道を選んだり、おかしな歩き方をしたり、
理由もなく知らない人に話しかけたりすることがあります。
もちろん子どもは気まずくなってしまい、親の少し後ろを歩いたり、
せかせかと前を歩いて行ったりすることもありますよね。
そして親に悪いことをしたと、後になって後悔するかもしれません。
そんなに自分を責めないようにしましょう。親の行動で気まずい
思いをしたとき、あなたがそうしてしまうのはよくわかることですから。

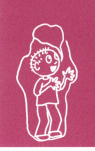

もううんざりだ、と思うときがあるかもしれません。
何もする気になれず、病気の親をわかろうとする気にすらなれない。
親のためにいろいろと手を尽くしてきたけれど、何をやってもだめだと
思っているかもしれませんね。もしくは、親はいつも怒っていて、
また何をしてしまうのか予測できなくて、これからどうなるのか、
あなたにはまったくわからないかもしれません。

あなたは強い憤りや苦痛を感じていませんか。
同時に、罪悪感、心配、悲しみも感じているのではないでしょうか。
できるならば家から離れていたい、自分の部屋にこもっていたい
と思う気持ちはよくわかります。あなたの気持ちを友だちに話すと、
楽になるかもしれません。なるほど、状況はそれぞれですが、
子どもはみんなある時期に親にうんざりしたり、腹を立てたりするものです。
そんなことは、あなたが思っている以上によくあるのです！

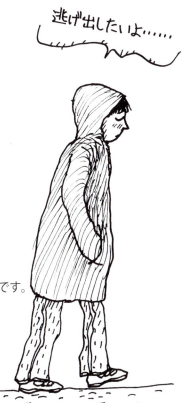

逃げ出したいよ……

自分の人生を大切にしましょう

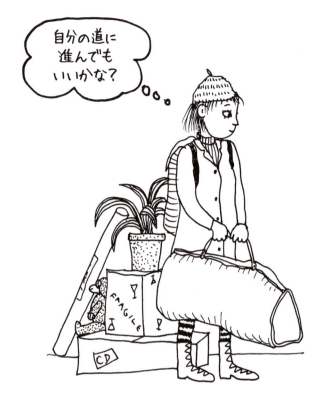

あなたは学校を卒業しましたか？
もしかすると、親元を離れて一人暮らしを
するための場所を探しているかもしれません。
あるいは、すでに家を出てしまっているかも
しれませんね。あなたは人生の新たな時期を
迎えているのかもしれません。親が病気だと、
親元を離れて一人暮らしをすることは
難しい場合もあります。特に親が一人きりに
なるときはなおさらです。

親をがっかりさせてしまうという気持ちにとらわれず、自分の人生をスタートさせることが大切です。
あなたが親元を離れた後の親の生活について、たとえば、あなたがしていた親へのサポートの代わりを
どうしたらよいかなどを親と一緒に話し合い、必要なときは親の主治医やソーシャルワーカーなどに
相談しましょう。親がひとりぼっちのときは、親戚や親の友だちに連絡をして、あなたが親元を離れる
ことを伝え、その人たちに、いまよりもひんぱんに親に連絡してほしいと頼んでみてはどうでしょうか。
親が困ったときに電話できる人を探してみましょう。

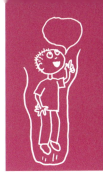

新居に引っ越したのに、親は毎日電話をかけてきて、
困りごとについて話してはいませんか？
その状況では、あなたは精神的に家から
離れられないままです。この場合は、決めた時間に
電話するように親に話してみてはどうでしょう。
電話の間隔は、あなたに負担のかからない程度に
しましょう。この方法は、親を落ち着かせるのに
役立つかもしれません。このような準備ができたら、
あなたは自分の生活に専念できるぐらい、
こころにゆとりが十分あるかを確かめてみましょう。

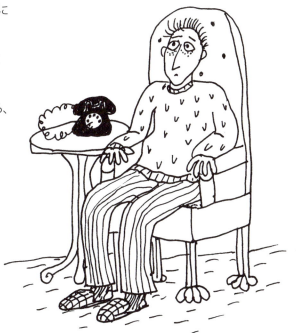

親があなたをとても頼りにしている場合、親元を離れるのは、
あなたにとってもつらいことかもしれません。
大切な人がひとりぼっちになるのを見ると、こころが痛みます。
けれども、いまはあなたの人生をスタートさせる番だと
いうことを忘れないでください。ときとして、そのつもりは
なくても、大切な人をつらくさせることがあります。
そして親もまた、自分の人生に責任があるのです。
あなたが親元を離れることは、そのときは信じ難いかも
しれませんが、親にとっても成長の機会になりうるのです。

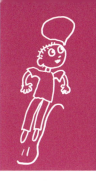

サポートについて話そう

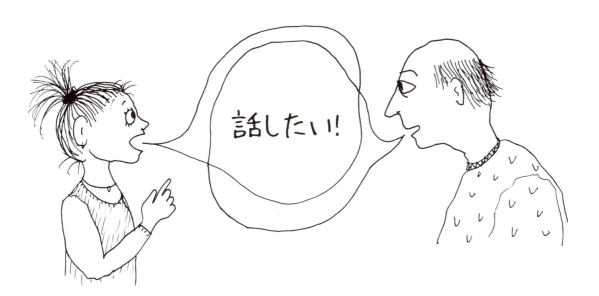

この本は、あなたが親や他の人たちと話し始めることを、繰り返し勧めています。
話し合いが役に立つ理由はたくさんあります。

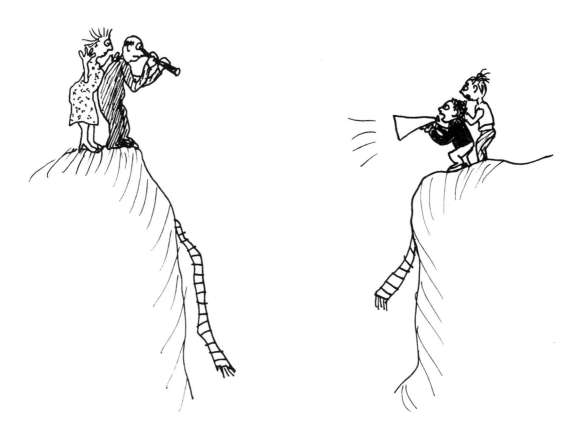

一つ目の理由は、家族の一人ひとりがそれぞれの考えや思いを持っている場合がとても多いということです。親は子どもの負担が増えることを心配し、子どももまた沈黙を守っています。こうして、親と子どもの距離は広がっていきます。このジレンマを解決するには、話すことが必要なのです。

二つ目の理由は、だれでも自分の心配ごとを話す相手が必要だということです。
これはあなたも例外ではありません。親の病気について弱音を吐ける人が必要です。
その人とは、ときには親のことで笑い合えるかもしれません。仲のよい友だち（一人いれば十分です）、
もしくは親しい大人がいれば、その人たちに家での出来事を話してみましょう。
保健室の先生、スクールカウンセラー、あなたのかかりつけのお医者さんに話すこともできます。
一番大切なのは、あなたは絶対にひとりぼっちではないということです。

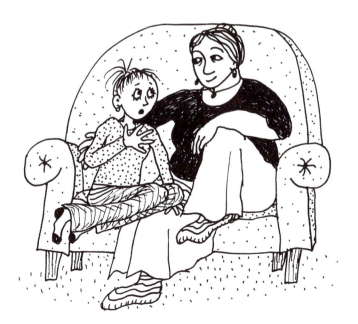

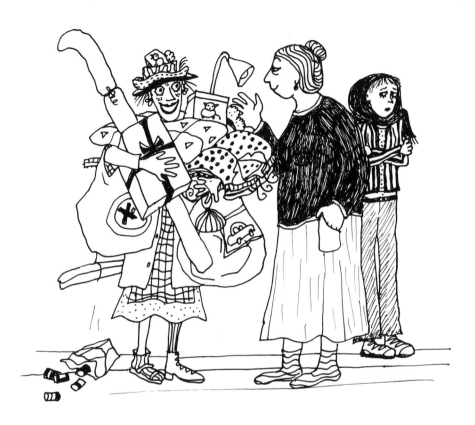

　三つ目の理由は、こころの病気になっている親にとって、ある物事について理解するのが難しい場合があるということです。あなたは、親の意志に反することをする必要があるかもしれません。だからこそ、あなたには自分をサポートしてくれる大人がいた方がよいのです。
　たとえば、親に幻覚症状があって、親はその幻覚を信じているため、あなたに友だちと会わないようにと言うことがあります。そんなとき、友だちと一緒にいることは大切であると親に話してくれる大人が必要です。もし親のことが心配で、親の意志に反しても救急車を呼ぶべきか迷ったとき、信頼できる大人はぜひいてもらわなくてならない存在です。

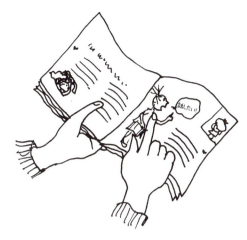
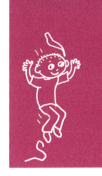

四つ目の理由は、親は自分が病気であると認めず、どんな治療も受けたがらず、病気について話すのを拒否しているかもしれないということです。この本を読んで、自分の親が病気かもしれないと思い、混乱し、途方にくれていませんか。この本に書いてある話が自分の家族にも関係があるということを信頼できる大人に話してみましょう。

だれに話せる？

あなた自身で、あるいは親と一緒になって、家族の他に頼れる人を考えてみましょう。
親戚の人、近所の人、友だちの親、部活動のコーチ、習い事の先生、
その他にもNGOやNPOといった団体で働いている人など、とにかくあなたが頼れる人なら
だれでもよいのです。もちろん、あなたの友だちも忘れないように！

その他にも、学校の先生、保健室の先生、スクールカウンセラー、あなたのかかりつけのお医者さん、保健所、保健センター、精神保健福祉センター、児童相談所などで働いている人に相談することもできます。悩んでいたら、先延ばしにしないですぐに相談しましょう。

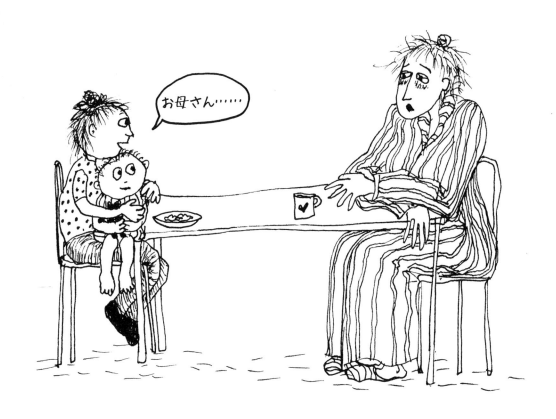

お母さん、お父さんとどんなふうに話し始めたらいい？

会話はちょっとした言葉から始められます。その言葉を相手がひろいあげてくれます。
相手の話を聞いているだけで、会話は後から続くこともあります。
「お母さん、もうあんまり笑わないんだね」「お父さん、なんでお薬を飲んでいるの？」とあなたが
心配していることや、こころのなかで思っていることなどから始めてみましょう。親もあなたも落ち着いて
いるときに会話を始めましょう。だれか一人でも怒っているときは、絶対にだめです。

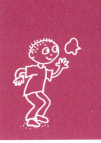

お母さん、お父さん、そして信頼している大人に、この本を読んでほしいと頼んでもよいでしょう。それから、その人たちに話したいところを見せましょう。また、親が治療を受けている場所に、あなたも一緒に行ってもいいかどうかを聞いてみてもよいでしょう。その場所で働いている人の手助けを受けながら、親は自身にある症状やつらさを話し、あなたは自分が大切だと思うことを尋ねることができるでしょう。

話し合いは決して一度で終わることはなく、むしろ小さな問題や大きな問題を交えながら、少しずつ進んでいくものです。それは糸にビーズを通すようなものです。
もし失敗しても、必ず次の新たなチャンスがあります。もしビーズが一つ落ちてしまったら、別のビーズを手に取ればよいのです。人生のバスケットには、たくさんのビーズがあり、たとえ暗い色のビーズでも美しいのですから。

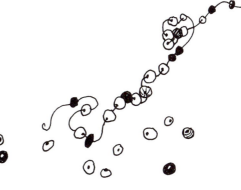

最後に

この本は、親がこころの病気になったとき、小学生から高校生ぐらいの子どもにとって、
つらいけれどもよくある疑問に答えようとしています。子どもが混乱してしまうような家のなかの状況や、
そのときの自分の気持ちがわかるように手助けすることが目的なのです。
また、親が子どもと会話を始められるように、親に向けても書かれています。

子どもの多くは、心配や不安をすべて一人で抱えてしまいます。
この本は、そんな子どもたちのために書かれました。
自分と同じような状況の人は、だれもいないと思っていませんか？
同じような状況にいる人は、学校やさまざまな場所にたくさんいるのです。
あなたは、彼らを見わけることはできません。彼らはごくふつうの人です。
さらに言えば、どの家族にもそれぞれの困難があります。それは人生の一部ですから。

あなたの夢、そして、あなたにとって大切なものをもち続けましょう。
目の前にあるのは、あなた自身の人生なのです。

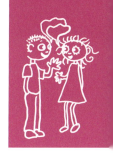
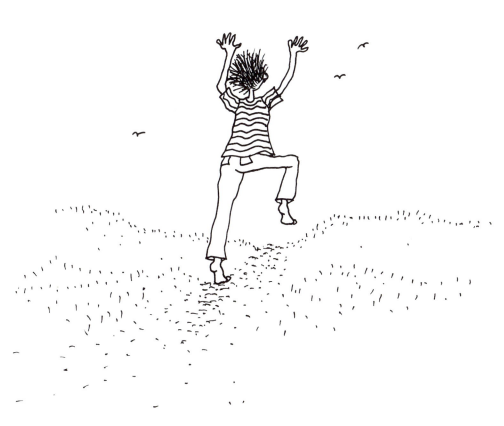

ありがとう！

私がこの本を書いているとき、こころの病気を抱えるお父さん、お母さん、
それからその子どもたちから、貴重なアドバイスをもらいました。
本当にありがとうございます！

日本のみなさんへ

トゥッティ・ソランタウス

『子どもにどうしてあげればいい？──〈こころの病気を抱える親〉のハンドブック』と『お母さん、お父さんどうしたのかな？──〈こころの病気を抱える親をもつ子ども〉のハンドブック』の２つの本は、親がこころの病気を抱える家族のなかの親子に向けて作られました。こころの病気はその人や家族の人生に影を落とすものではないとわかり、また家族に何ができるかを知るうえで、これらの本が役立つことを願っています。周囲の人が理解と思いやりをもってサポートするならば、親のこころの病気は、子どもの発達の障壁になるようなものではありません。

上記の本はどちらも２つの構成要素〈文とイラスト〉からできています。アントニアが描く感性豊かなイラストは、親や家族が経験する世界を表現し、文は実際に親と家族に何が起きているかを理解させてくれます。いずれも、家族のみながお互いに理解し合い、さまざまな状況への対処を経て、家族の一体感を得ることを目標としています。ある一人の親がこう言いました。「家族はお互いに協力し始めました。私たちはチームとなったのです」。

家族ばかりでなく、保健・医療・福祉サービスに携わる専門家が、こころの病気を抱える親と家族をどのようにサポートするかを知るためのツールとしても、これらの本は書かれました。成人の精神科医療あるいはメンタルヘルスサービスの領域では、子育てと子どもへのサポートはまだまだ始まったばかりです。専門家は十分な知識がないので、どのように対応したらよいのかわからない、また実際になされていることに対して半信半疑である場合もままあります。したがって、これらの本は、親だけでなく専門家にとっても、子どもをサポートするための手助けとなります。親と親を支える人がこれらの本を一緒に読むこともあるでしょう。同様に子ども向けの本は、思春期のセラピーにも使えるはずです。

『子どもにどうしてあげればいい？』は、2002年にフィンランドで出版されてから３万部以上発行されていて、成人の精神科医療の分野で広く使われています。子ども向けの『お母さん、お父さんどうしたのかな？』は、2005年の出版以来、すでに約１万部以上が発行されていて、思春期および成人の精神科医療、学校保健におけるさまざまな場面でも使われています。フィンランドでは、これら２つの本に加え、アルコールや薬物関連の問題を抱える親に向けたもう１つの本『子どものためにできることは？──〈アルコールや薬物関連の問題を抱える親〉のハンドブック』もインターネット（www.mielenterveysseura.fi/tlp）から入手できるようになっています。専門家だけでなく、家族と子どもからも本は役に立ったという、とてもよい返事をいただいています。なお、これらの本は、すでに英語、デンマーク語、エストニア語、ギリシャ語、アイスランド語、リトアニア語、ノルウェー語、チェコ語、スウェーデン語、そしてフランス語に翻訳されています。

これらの本が日本の親子や専門家にも役に立つことを心からお祈りしています。ご意見やご提案があれば、著者のアドレス（Tytti.Solantaus@gmail.com）までメールを送っていただければ幸いです。

＊

フィンランドでは、保健・医療・福祉サービスを利用するすべての人は、子育てと子どものサポートを受けられる権利が法で定められています。2001年、このようなサービスを利用する人とその子どものニーズに応えるべく、保健・医療・福祉サービスを発展させるために、私は《子どもと家族のための効果的なプログラム（The Effective Child and Family Program）》を立ち上げ、フィンランド全土での研究を行い（Solantaus & Toikka, 2006）、プログラムの開発と実施を牽引できたことを嬉しく思っています。このプログラムは、社会保健省の助成を受けています。フィンランドでは2015年までに、子育て支援および子どものサポートが成人の精神科医療の一部として認められ、実施されることになっています。

《子どもと家族のための効果的なプログラム》は、家族のさまざまなニーズに応えるため、種々の期間や内容を備えた一連の支援を開発しました。これらの本は家族を支え、子どもの成長発達をサポートし、問題を予防する取り組みの一部として重要なものなのです。このプログラムには、《子どものことを話そう（Let's Talk About Children）》という支援方法が含まれ

ており、これはこころの病気を抱えるすべての親にとって垣根が低く、実行しやすいものになっています。《子どものことを話そう》は、精神科病院での親のサポートを行っています。また、《ヴェッティ・ピア・サポート・グループ・プログラム（Vertti peer support group program）》という支援方法があり、これは親だけでなく子どもも参加する10回のセッションからなるもので、各地域で行われます。さらに《ネットワークミーティング（Network Meeting）》では、必要に応じて子どもを取り巻くサポートネットワーク作りを行います。

フィンランドでは、《子どもと家族のための効果的なプログラム》の試行的な研究のなかで、短期間で行われる《子どものことを話そう》と比較的長い期間を要する《ファミリートーク（Family Talk）》の二つの支援方法の効果が検証されました。《ファミリートーク》とはアメリカのハーバード大学医学部精神科のW・R・ビアズリー教授によって開発されている支援方法。特にうつ病を抱える親に向けたもので、長い期間における集中的な方法である。Beardslee et al., 2007）。まず、これらの支援を受けたグループのどちらにも『子どもにどうしてあげればいい？』が渡されました。そして気分障害をもつ親とその家族は、どちらかの支援方法のグループにランダムに割り当てられ、1年半にわたり調査が続けられました。

その結果は、どちらの支援方法も安全であり、家族や関係する諸機関が利用し実践できるというものでした（Solantaus & Toikka, 2009）。両方の支援方法で、子どもの社会的行動および情緒面の問題が改善したのです。また《ファミリートーク》が特にうつ症状に効果があった一方、どちらの支援でも子どもの不安症状は軽くなっています（Solantaus et al., 2009）。

予想と違ったことは、二つの支援方法のうち、《子どものことを話そう》だけが子どもの誤った考えの修正に関して効果的に作用した点です。この結果は、親の主体性が向上したことで説明できると思います。短期間で行われる支援方法《子どものことを話そう》を受けた親は、この支援で得たことを自ら積極的に活用しなければなりません。そのプロセスのなかでまた、『子どもにどうしてあげればいい？』を読んで参考にします。《ファミリートーク》のなかでは、専門家の役割が大きく、親自身の主体性が影を潜めてしまう可能性があります（Punamäki et al., 2013）。この知見は、メンタルヘルスの問題が親の気力に重くのしかかっているときでさえ、親が子どもをサポートできる能力を持っていることの十分な証拠となっています。

《子どものことを話そう》については、フィンランド全土における保健・医療・福祉サービス機関での実施を社会保健省が推奨しています。この子育て支援方法は、スウェーデン、デンマーク、ギリシャ、オーストラリアでも活用されています。また、フィンランドでは、成人の精神科医療だけでなく、薬物乱用、重い病気（がん、外傷性脳損傷など）で身体的な問題を抱える成人や刑務所に留置されている親に対して、また児童福祉や子どものメンタルヘルスに関するサービスといったさまざまな場面で利用されています。加えて、徐々にではありますが、保育所や学校で、保育士あるいは教員と親との話し合いにも使われるようになってきています。このように、私とアントニアによる本は、親と子どものための支援プログラムの重要な一部なのです。

参考文献

Beardslee, W. R., Wright, E. J., Gladstone, T. R. G., & Forbes, P. (2007). Long-term effects from a randomized trial of two public health preventive interventions for parental depression. *Journal of Family Psychology*, 21(4), 703-713. http://dx.doi.org/10.1037/0893-3200.21.4.703

Solantaus T., & Toikka, S. (2006). The Effective Family Programme. Preventative services for the Children of Mentally Ill Parents in Finland. *International Journal of Mental Health Promotion*, 8, 37-44.

Solantaus, T., Toikka, S., Alasuutari, M., Beardslee, W. R., & Paavonen, E. J. (2009). Safety, Feasibility and Family Experiences of Preventive Interventions for Children and Families with Parental Depression. *International Journal of Mental Health Promotion*, 11 (4), 15-24.

Solantaus, T., Paavonen, E. J., Toikka, S., & Punamäki, R-L. (2010). Preventive interventions in families with parental depression: Children's psychosocial symptoms and prosocial behaviour. *European Child and Adolescent Psychiatry*. DOI 10.1007/s00787-010-0135-3

Punamäki, R-L., Paavonen, J., Toikka, S., & Solantaus, T. (2013). Effectiveness of Preventive Intervention in improving cognitive attributions among children of depressed parents: A randomized study. *Journal of Family Psychology*, 27:683-690. DOI: 10.1037/a0033466

訳者解説

上野里絵

この本の目的

この本では、お母さんやお父さんがこころの病気になったとき、小学生から高校生ほどの子どもによくある疑問を取り上げ、わかりやすくこたえようとしています。子どもは心配や不安を感じていても、すべて一人で抱えてしまいがちです。この本は、そんな子どもたちのために書かれました。子どもが混乱してしまうような家のなかの状況や、それに直面したときの自分の気持ちがわかるように手助けすることが目的なのです。

この本の対象

この本は「こころの病気を抱える親の子ども」のためのものです。子どもと言っても少し高い年齢（13歳以上）を主な対象としていますので、それよりも低い年齢ならばお母さんやお父さんなどと一緒に読むことをお勧めします。

とはいえ、親が子どもと会話を始められるように、この本は親に向けても書かれています。こころの病気を抱える親だけでなく、その家族や親族、子どもを取り巻くさまざまな大人にも読んでいただきたいと思います。さらには医師、看護師、保健師、心理職、社会福祉士などの医療や福祉関係者、保育所や学校の先生などの教育関係者、子どもや親に関わるすべての方においても、きっと有益な一冊になるでしょう。

この本の特色

この本は、"子どものさまざまな気持ち"を大切にしています。「お母さんがかわいそう」「怖いよ」「とても怒っているよ」「恥ずかしいよ」「逃げ出したいよ」といった子どもの気持ちを受け止めながら、「そういう気持ちはわかるよ」「自分を責めなくていいんだよ」「それはよくあることだよ」と共感しながら語りかけるように書かれています。

さらにこの本の大きな特色は、自分の夢や大切なものをあきらめないで持ちつづけるようにと、子どもに伝えていることです。なかには、自分の未来や夢を思い描くことや、自分の人生を自らのものとして歩くことが難しくなる子どもがいるからです。児童精神科医としてのソランタウス先生の豊富な経験と、子どもの幸福を切に願う気持ちがこの本に込められています。

この本の読み方

この本は、お母さんやお父さんがこころの病気になったとき、子どもによくある悩みや疑問を取り上げ、それにこたえる内容となっています。目次を見て気になるページをから読んでもよく、始めから終わりまで順に読んでいってもかまいません。読み方は自由です。少しページ数が多いかもしれませんが、子どもの観点から描かれており、そして病気に関する説明もできるだけわかりやすい言葉で語られるので、思ったより読みやすいと感じるでしょう。

たとえば、「お父さんはもう私（僕）のことを思ってくれてないの?」「お母さんは私（僕）を好きじゃないの?」と思い悩んでいませんか。その場合、32ページを開いてください。このような心配や不安は思い違いであること、子どもではなくこころの病気のせいであることが書かれており、子どもはそのように思わなくてよいと気づくでしょう。そして、こうした誤解をしないための方法のヒントも得ることができると思います。

　この本は、子どもによくある疑問や出来事を例にあげて書かれているので、子どもは自分の体験と照らし合わせて考えられるようになっています。また、子どもの悩みや不安を解きほぐすだけではなく、子どもがこういった気持ちを抱いてしまうような出来事が再び生じたときの対処法についても具体的に書かれています。

　こころが苦しくなったとき、この本を読んでみてください。「つらかったね、ひとりじゃないよ」と、まるでソランタウス先生がそばで見守ってくれているように感じられ、その温かな気持ちにふれることができるでしょう。

この本の活用の仕方

　訳者が運営する「こころの病気をかかえている親の子どもへの支援」というホームページ（http://www.ltacj.org/）では、この本に関する情報を提供しています。また、こころの病気を抱える親の子育てと子どもをサポートするため、フィンランドで開発された《子育て支援 Let's Talk! 子どものことを話そう》という支援方法があり、日本でもそれを実施するなかで、本書が活用されています。詳細は同ホームページをご覧ください（なお、《子育て支援 Let's Talk! 子どものことを話そう》は、フィンランドで行われている《子どものことを話そう（Let's Talk About Children）》という支援方法の日本での名称です。本書の「日本のみなさんへ」を参照）。

　そのほか、精神科病院（外来などで自由に読めるようにするなど）、児童相談所・子育て支援機関（親や子どもとの面談の場で渡す、専門家の研修に使用するなど）の活用も可能です。

謝　　辞

　この本の作成にあたり、さまざまな方々からご協力をいただきました。著者であるソランタウス先生、イラストを担当したリングボムさんには、日本語による翻訳を快諾いただきまして深く感謝いたします。とくにソランタウス先生からは、日本の医療や福祉、教育事情などを考慮した内容の一部変更に対してもご理解をいただき、また貴重なご助言を賜りました。また、子どものメンタルヘルスの専門家である臨床心理士の長田洋和先生および児童精神科医の武田俊信先生からは、留学や海外での勤務経験がある高い英語力とともにそれぞれの専門的観点からの校閲やご助言を賜りました。さらに元フィンランドセンター学術担当マネジャー髙瀬愛さんからはフィンランドの文化や教育、医療などについて教えていただき、本書をホリスティックに理解することができました。最後に、本書の作成に尽力いただいた東京大学出版会の小暮明さんに心より御礼申し上げます。

日本の相談サポート情報──ひとりで悩まず、相談して！

上野里絵

[公的な相談機関・窓口など]

保健所、保健センター こころの病気に関する不安や悩み、ひきこもりなど思春期の問題に関する相談、アルコール・薬物などの依存症に関する相談など幅広い相談を受け付けています。電話相談、面接による相談があり、保健師、医師、精神保健福祉士といった専門家に相談できます。

精神保健福祉センター こころの健康相談から精神医療に関わる相談、アルコール・薬物乱用、思春期・青年期の相談などを受け付けています。近隣の医療機関などを紹介してもらうこともできます。電話相談、面接による相談があり、医師、看護師、保健師、精神保健福祉士、臨床心理技術者といった専門家に相談できます。

児童相談所 18歳未満の子どもに関するさまざまな相談、育児や虐待に関する相談を受け付けています。189へ電話をすると、あなたが住んでいる地域の児童相談所につないでくれます（児童相談所全国共通ダイヤル）。

こころの健康相談統一ダイヤル 0570-064-556へ電話をすると、所在地の公的な相談機関に電話をつないでくれます。http://www8.cao.go.jp/jisatsutaisaku/link/kokoro/kokoro_dial.html

24時間子供SOSダイヤル いじめで困ったり、自分や友だちの安全に不安があったりしたら、一人で悩まず、いつでもすぐ電話 0120-0-78310 で相談してください。
http://www.mext.go.jp/ijime/detail/dial.htm

[NPO、自助グループなどの相談窓口]

チャイルドライン 子どもの声を受け止める電話です。18歳までの子どもがかけられます。電話 0120-99-7777（月～土曜日午後4～9時） http://www.childline.or.jp/

みんなねっと相談室 家族の立場に理解のある相談員が、こころの病気や生活のことなど様々な相談にのってくれます。電話 03-6907-9212（水曜日10:00～15:00 ＊12:00～13:00はお昼休み） http://seishinhoken.jp/counselor

[メンタルヘルスや支援に関する情報提供など]

厚生労働省 こころもメンテしよう～若者を支えるメンタルヘルスサイト～ 子どもたちや若者を支えるメンタルヘルスサイトです。ストレスやこころの仕組み、こころの病気のサイン、友だちへのサポート、専門家への相談の仕方などを掲載。アニメや映像も使ってわかりやすく紹介しています。http://www.mhlw.go.jp/kokoro/youth/index.html

厚生労働省 みんなのメンタルヘルス総合サイト こころの健康や病気に関する総合サイトです。こころの病気についての知識や病気になったときの治療法、身近にあるさまざまな相談先、生活への支援やサポートなどを掲載しています。
http://www.mhlw.go.jp/kokoro/

子ども情報ステーションbyぷるすあるは 精神障がいやこころの不調、発達凸凹［デコボコ］などをかかえた親とその'子ども'を応援するサイトです。http://kidsinfost.net/

特定非営利活動法人 地域精神保健福祉機構・コンボ 精神障害をもつ人たちが主体的に生きて行くことができる社会のしくみをつくるため、地域で活動するさまざまな人たちと連携し、科学的に根拠のあるサービスの普及に取り組む団体です。
https://www.comhbo.net/

親＆子どものサポートを考える会 特定の悩みを持つ同じ立場の者同士が集まり、語り合う交流や集いの場など、子どもへの多様な支援を展開しています。http://www.oyakono-support.com/

トゥッティ・ソランタウス [著者]

フィンランド国立健康福祉センターおよびフィンランドメンタルヘルス協会の名誉教授。児童精神科医、家族療法家、精神療法家。子どもや家族の臨床精神医学における仕事に加え、子どものこころの健康問題の予防とこころの健康増進、そしてこの分野の支援やサービスの開発に携わる。欧州委員会では子どものメンタルヘルスに関する専門アドバイザーも務める。こころの病気を抱える親がいる家族をサポートするために、《子どもと家族のための効果的なプログラム（The Effective Child and Family Program）》をフィンランド社会保健省と連携して開発、その支援方法において『子どもにどうしてあげればいい？──〈こころの病気を抱える親〉のハンドブック』『お母さん、お父さんどうしたのかな？──〈こころの病気を抱える親をもつ子ども〉のハンドブック』が活用されている。

アントニア・リングボム [イラスト]

フィンランドのアニメーター、イラストレーター、ディレクター、プロデューサー。子どものためのアニメーション、映画、書籍など数多くの作品を手掛ける。

上野里絵 [訳者]

東京医科大学医学部看護学科精神看護学領域准教授。専門は精神看護学および家族看護学。一般財団法人精神医学研究所附属東京武蔵野病院勤務、東京大学大学院医学系研究科健康科学・看護学専攻 家族看護学分野博士課程修了、コロンビア大学社会福祉大学院（Columbia University School of Social Work）客員研究員などを経て現職。

MIKÄ MEIDÄN VANHEMPIA VAIVAA? – KÄSIKIRJA LASPILLE JA NUORILLE, JOIDEN ÄIDILLÄ TAI ISÄLLÄ ON MIELENTERVEYDEN ONGELMIA (WHAT'S UP WITH OUR PARENTS? – A HANDBOOK FOR OLDER CHILDREN AND ADOLESCENTS WHOSE MOTHER OR FATHER HAS MENTAL HEALTH PROBLEMS)

Copyright © 2005 by Tytti Solantaus / Japanese translation rights arranged with Tytti Solantaus through Japan UNI Agency, Inc.
Copyright © 2005 by Antonia Ringbom / Illustration rights arranged with Antonia Ringbom through Japan UNI Agency, Inc.

Japanese translation by Rie Ueno
University of Tokyo Press, 2016

オリジナル版製作

Text: Tytti Solantaus
Illustrations: Antonia Ringbom
Graphic Design: Helena Sandman
Publisher: Toimiva lapsi & perhe /Stakes (National Institute for Health and Welfare, Finland)

日本語版製作

訳：上野里絵
翻訳協力：長田洋和　武田俊信　髙瀨愛　齋藤昌哉
デザインアレンジ：メタ・マニエラ

お母さん、お父さんどうしたのかな？
〈こころの病気を抱える親をもつ子ども〉のハンドブック

2016 年 7 月 4 日　初　版

［検印廃止］

著　者	トゥッティ・ソランタウス
イラスト	アントニア・リングボム
訳　者	上野里絵
発行所	一般財団法人　東京大学出版会
代表者	古田元夫
	153-0041　東京都目黒区駒場 4-5-29
	http://www.utp.or.jp/
	電話 03-6407-1069　Fax 03-6407-1991
	振替 00160-6-59964
印刷所	株式会社精興社
製本所	誠製本株式会社

©2016 Rie Ueno（translation）
ISBN 978-4-13-063404-5　Printed in Japan

JCOPY　〈(社) 出版者著作権管理機構 委託出版物〉
本書の無断複写は著作権法上での例外を除き禁じられています。複写される場合は、そのつど事前に、(社) 出版者著作権管理機構（電話 03-3513-6969、Fax 03-3513-6979、e-mail: info@jcopy.or.jp）の許諾を得てください。